UNE IDÉE

SUR LE

MAL DE MER

PAR LE Dʳ OCTAVE SIROT

Médecin de 2ᵉ classe de la Marine

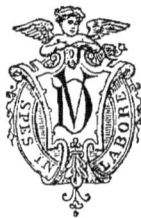

DIJON

IMPRIMERIE DARANTIERE

RUE CHABOT-CHARNY, 65

—

1883

UNE IDÉE

SUR LE

MAL DE MER

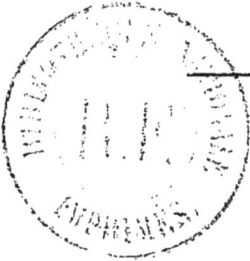

Le mal de mer est le résultat des variations irrégulières et plus ou moins brusques des mouvements de translation du liquide céphalo-rachidien, variations produites par les mouvements du bâtiment et en rapport avec eux.

Quiconque a navigué quelque temps et a pu se rendre compte des phénomènes éprouvés, a remarqué les faits suivants. Le mal de mer est plus violent au tangage (1) qu'au roulis : son intensité est en rapport avec la brusquerie du rappel au roulis et des mouvements de descente et d'ascension au tangage.

Que le bâtiment ait un tangage ou un roulis doux, c'est-à-dire dont les mouvements suivent lentement sans interruption ceux de la lame (grande houle d'ouest de l'océan par le calme), le mal de mer se fait si peu sentir que peu

---

(1) Tangage : balancement alternatif de l'avant à l'arrière, et de l'arrière à l'avant.

Roulis : balancement alternatif de droite à gauche, et de gauche à droite.

de personnes en sont incommodées. Si ces mouvements viennent à être, par une lame inopportune, brusquement interrompus dans leur douceur, l'organisme ressent immédiatement un contre-coup en rapport avec ce nouveau mouvement.

Dans les mauvais temps où le tangage est alors violent et dur, ces phénomènes s'accentuent à tel point qu'à chaque ascension ou descente, le mal a pour ainsi dire un paroxysme et que, dans l'immense majorité des cas, les vomissements coïncident avec le début d'une ascension ou d'une descente plus rapide et plus brusque que les autres.

Au moment où le bâtiment descend, on sent le vide sous ses pieds, le terrain manque et l'on éprouve la sensation d'une poussée qui s'exercerait de bas en haut, accompagnée d'un malaise général indéfinissable, avec choc à la région occipitale inférieure, tête lourde, idées brouillées, état nauséeux, etc... ; puis il y a un temps d'arrêt, on remonte, le phénomène inverse se produit, c'est-à-dire la pression a lieu de haut en bas, il semble qu'on a un poids sur la tête et sur les épaules.

Il est facile expérimentalement de se rendre compte de cette poussée.

Si, vous plaçant à l'arrière d'un bâtiment, vous ouvrez un livre un peu rebelle, les feuillets ne s'adosseront pas tous les uns aux autres, ils resteront éloignés par des intervalles variables. Mettez ce livre sur une table et regardez parallèlement à la surface de cette table les mouvements des feuillets : quand l'arrière du bateau descendra les feuillets s'élèveront en s'éloignant de la surface de la table, ils auront un temps d'arrêt, puis le mouvement d'ascension venant à se produire, ces mêmes feuillets descendront d'une façon visible et très sensible en se rapprochant; ils auront un nouveau temps d'arrêt et ainsi de suite.

Les phénomènes de poussées en sens inverse des mouvements du tangage sont donc évidents. Ce que nous disons du tangage s'applique aussi au roulis, qui n'est somme toute au point de vue auquel nous nous plaçons qu'un diminutif du tangage.

Les mouvements cessent, le calme se fait ou l'on descend à terre, tous les phénomènes s'apaisent comme par enchantement, le patient reprend de suite son état normal et même, la première fois, est tout étonné de voir disparaître si facilement et si promptement un mal très pénible dont généralement rient tous les marins. Il est à se demander si c'est bien lui qui, cinq minutes avant, était si maléficié.

Cette poussée, dont j'ai parlé, s'exerce sur tout le corps et sur tous les liquides de l'organisme, principalement sur le sang et le liquide céphalo-rachidien. Que peut produire le sang? Rien. Il est mu, en effet, avec une force initiale constante par le cœur dont la lenteur ou la rapidité des contractions sont en rapport avec la résistance des artères, des capillaires, des veines. De plus, Marey a démontré que lorsque cet organe n'est soumis à aucune influence nerveuse, son travail est uniforme. Si donc le sang était impressionné par ces mouvements, ce serait par suite d'une influence nerveuse, directement il ne le serait pas.

Le liquide céphalo-rachidien? Tout. Ce liquide est commun aux deux cavités encéphalique et rachidienne et peut facilement se porter de l'une à l'autre, en passant par l'ouverture située au niveau du bec du calamus scriptorius.

Cet orifice n'a pas pour tous les bulbes les mêmes

dimensions. Il est individuel. Il est en effet formé et limité en avant, par le bec du calamus scriptorius ; en arrière, par le vermis inferior ; latéralement, par une *lame fibreuse* qui s'étend du bulbe rachidien au cervelet et qui forme une dépendance de la pie-mère.

De plus cet orifice est le trait d'union non-seulement des liquides péri-encéphalique et péri-médullaire, mais encore des liquides intra et extra-ventriculaires. Il est en quelque sorte le centre du mouvement, que le liquide oscille de haut en bas, de dedans en dehors et *vice versa*.

Au point de vue physiologique, ce liquide n'est pas également abondant ; il est soumis dans son exhalation à l'influence d'un très grand nombre de causes qui viennent en modifier les proportions. Il serait produit par la pie-mère et en raison directe de l'âge. Il est destiné par un mouvement de translation isochrone aux battements du cœur à pallier dans le cerveau les phénomènes de compression ou d'anémie, qui pourraient se produire sous l'influence de l'afflux intermittent du sang dans le crâne. Il protège le cerveau et la moelle des contre-coups et des chocs, il les isole pour ainsi dire.

Il n'a pas de mouvements propres, déterminés par un organe spécial ; ils sont subordonnés aux phénomènes des pressions extérieures et intérieures communiquées, ils sont passifs.

Eh bien, ce sont ces mouvements de translation modifiés par des pressions ou poussées extérieures, conséquence des mouvements du bâtiment, qui vont produire le mal de mer, 1° en agissant sur le plancher du 4ᵉ ventricule; 2° en rompant l'isochronisme physiologique.

1° *Action sur le plancher du 4ᵉ ventricule.* — Dans la poussée de bas en haut, c'est-à-dire dans le phénomène de descente du tangage, le liquide céphalo-rachidien est repoussé dans le cerveau ; dans celle de haut en bas (ascension du tangage), c'est l'inverse.

Dans les deux cas, il passe par l'ouverture du bec du calamus scriptorius.

Dans le premier cas, le liquide poussé de bas en haut passe par cette ouverture avec une vitesse donnée, en rapport avec la force de la poussée et les dimensions de l'orifice, et c'est avec cette vitesse qu'il arrive sur le plancher du 4e ventricule où il se ralentira ensuite. Cette vitesse contraire à l'isochronisme normal sera donc anormale et irritative, d'où *irritation*.

Dans le deuxième cas, le liquide refoulé du cerveau dans. la moelle sera arrêté dans sa course par ce même orifice, obstacle qui ralentira sa vitesse : or cette vitesse perdue se transformera en force (ce qu'on perd en vitesse, on le gagne en force) ou pression qui s'exerçant sur le plancher du 4e ventricule le comprimera : d'où *compression*.

Ainsi donc sur ce plancher deux actions produites successives et alternantes, *irritation* et *compression*.

2° *Rupture de l'isochronisme.* — Les mouvements du bâtiment n'ont aucun rapport avec les mouvements physiologiques du liquide céphalo-rachidien. Celui-ci subissant les pressions extérieures indiquées précédemment, il y aura donc au tangage forcément rupture de l'isochronisme. Or la conséquence en sera un afflux intermittent du sang dans le crâne, d'où les phénomènes de *compression* ou d'*anémie*.

Ces actions étant combinées, nous avons en résumé dans le mouvement de descente du tangage : irritation du plancher du 4e ventricule et compression du cerveau. Dans le mouvement d'ascension : compression du plancher du 4e ventricule et appel brusque du sang dans le cerveau par retrait du liquide.

Ces phénomènes alternatifs et successifs ne sont-ils pas suffisants pour produire et les réflexes morbides du mal de mer et ces états divers de malaise général, de pesanteur de tête, etc., d'abattement, de prostration ?

Pour la moelle, les mêmes effets que pour le cerveau et le bulbe, mais affaiblis, car se répartissant sur une grande surface, ils seront diminués proportionnellement.

Nous avons donc dans ces faits mécaniques toutes les explications suffisantes pour nous permettre de comprendre ce qu'est le mal de mer, cet imbroglio nautique, et les différents degrés qui se rencontrent, surtout si nous tenons compte des individualités, car autant d'hommes, autant d'impressionnabilités différentes se rapprochant ou s'éloignant plus ou moins du type.

J'invoque à l'appui de cette opinion les faits suivants :

1° Le mal de mer est en rapport avec la longueur des bateaux ;

2° Situation au centre du bâtiment ;

3° Position horizontale ;

4° Habitude de la navigation ;

5° Action de certains médicaments.

1° *Le mal de mer est en rapport avec la longueur des bâtiments.* — Cette preuve est tellement évidente qu'il suffit d'avoir été embarqué sur une canonnière ou sur un de nos grands transports de Cochinchine, d'avoir fait alternativement une traversée sur les petits paquebots ou sur ces splendides steamers de nos compagnies maritimes. Entre ces deux types de bateaux, les mouvements de tangage et leur lenteur surtout sont en rapport avec la longueur des oscillations autour du point central.

2° *Situation au centre du bâtiment.* — Ayez le mal de mer à l'avant ou à l'arrière, allez vous placer au centre du bâtiment, vous éprouverez immédiatement un soulagement étonnant. Ce fait empirique est si connu des marins que tous vous diront, alors que nouvel embarqué et novice au métier de la mer vous ignorez ce détail important pour un estomac en détresse : « Allez donc sur la passerelle. » Pourquoi en cet endroit cette diminution du mal ? c'est parce que vous trouvant au point le plus fixe, vous sentez moins les oscillations, que le liquide céphalo-rachidien est soustrait à la brusquerie des mouvements, et que les actions compressives et irritatives qu'il produit sont atténuées.

3° *Position horizontale.* — Ici encore un fait empirique et instinctif. Au milieu du mal de mer le plus affreux, mettez-vous sur un plan parfaitement horizontal, les vomissements, etc., cesseront et il ne vous restera plus qu'un état de malaise général et d'abattement avec tendance au sommeil. Pourquoi ? Parce que le même liquide céphalo-rachidien n'est plus soumis à la brusquerie des poussées de bas en haut et de haut en bas, et que son mouvement normal n'est plus suffisamment troublé pour exercer une action fâcheuse. Le malade éprouvera bien toujours un certain état de malaise, il est vrai, parce qu'il ne peut pas se soustraire complètement aux oscillations du bateau, et qu'il y aura toujours quelque ébranlement.

4° *Habitude de la mer.* — Parmi les personnes qui ont beaucoup navigué, les unes vous disent qu'elles n'ont jamais eu le mal de mer ; d'autres, qu'elles ne l'ont jamais eu quoique dyspeptiques ou gastralgiques, d'autres, qu'en vieillissant ce mal a passé, d'autres, qu'elles ne l'ont que

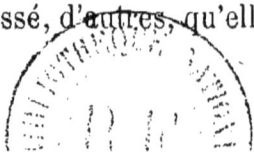

par les gros temps, d'autres, qu'elles l'ont toujours eu, etc., etc.

De la théorie que nous avons avancée découle une explication facile de tous ces faits si divers.

Chez les personnes qui n'ont jamais eu le mal de mer, ou bien l'ouverture du bec du calamus a une dimension telle que les mouvements d'accélération ou de ralentissement à son niveau sont assez atténués pour annihiler toute action sur le bulbe ; ou bien la quantité du liquide céphalo-rachidien (que nous savons être variable) est chez elles au maximum, ce qui ferait que les mouvements d'isochronisme seraient difficilement rompus. A ce propos, je hasarderai une remarque qui peut n'avoir été que le résultat de simples coïncidences, c'est que les personnes dont la région occipitale postérieure est plate sont plus sujettes au mal de mer que celles dont cette région est bombée.

Chez les gastralgiques ou dyspeptiques qui n'ont jamais eu le mal de mer, les mêmes raisons que précédemment existent; de plus elles servent à démontrer que l'estomac n'agit pas ici comme cause première.

Pour les personnes qui l'ont eu et qui ne l'ont plus, cela provient de ce que le liquide a augmenté de quantité, s'est approché de son maximum. Si nous nous reportons à la physiologie, nous voyons en effet que ce liquide est variable dans sa quantité. En outre, le bulbe s'est-il habitué à cette cause irritative, et est-il devenu plus tolérant ?

Quant aux malheureux navigateurs chez qui ce mal est sans remède, qui souffrent après dix ans de mer absolument comme aux premiers jours, les phénomènes inverses de ceux qui ne souffrent jamais, nous en donnent suffisamment l'explication.

Je pourrais multiplier les cas, et tous pourraient trouver une explication satisfaisante.

5° *Action de certains médicaments*. — De tous les remèdes employés, de tous les appareils préconisés, aucuns, sauf ceux ayant une action sur les réflexes n'ont donné des résultats satisfaisants, et pour ces derniers nous pouvons faire appel à nos expériences personnelles. Preuve nouvelle que le mal vient des réflexes ? Mais d'où viennent ces réflexes ? En dehors de ce que nous avons dit du liquide cephalo - rachidien, quelle pourrait en être la cause ?

De tout ce qui précède il résulte, à mon sens, que le mal de mer n'est pas un vertige. Nul doute que l'état moral, les impressions visuelles, les mauvaises odeurs du bord, la peur d'être malade, ne puissent y contribuer ; mais ces causes ne pourront pas le produire, elles resteront secondaires. Et parmi celles-ci une seule peut avoir et a certainement une grande importance, c'est la susceptibilité sensitive momentanée du plancher du 4° ventricule et du bulbe lui-même. Nous regardons donc la nautalgie comme un état spécial, conséquence des variations irrégulières et plus ou moins brusques des mouvements de translation du liquide céphalo-rachidien, variations produites par les mouvements du bâtiment et en rapport avec eux.

Toute théorie doit avoir un but pratique. C'est à cela qu'ont tendu mes recherches. Le côté pratique sera donc le traitement.

Je rejetterai tous les appareils destinés à immobiliser ou comprimer les viscères.

Je conseillerai le grand air, sur le pont ; de rechercher le point le plus fixe, c'est-à-dire celui où les oscillations se font le moins sentir; la situation aussi horizontale que possible ;

Comme médicaments, le chloral seul ou associé au bromure de potassium en parties égales. On peut y ajouter un peu de narcéïne. J'ai expérimenté ces médicaments, et surtout le mélange des trois substances dont nous n'avons eu qu'à nous féliciter.

Les injections de chlorhydrate de morphine, mais elles sont incertaines.

Dans le cas où après les vomissements, il reste encore de la douleur ou des contractions pénibles de l'estomac, deux ou trois gouttes seulement de laudanum de Sydenham sur un morceau de sucre ou dans un peu d'eau sucrée.

Les boissons frappées, additionnées de menthe ou de citron rendent des services.

Pour ce qui est de l'alimentation, le malade fera ce qu'il pourra, car tout conseil est inutile sur ce point : autant de mal de mer, autant d'individualités stomacales.

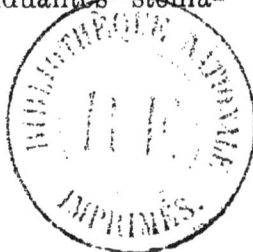

Dijon. — Imprimerie Darantiere, rue Chabot-Charny, 65.